AF463560

APERÇU SOMMAIRE

DE

LA PHYSIOLOGIE MÉDICO-LÉGALE

OU

NÉCESSITÉ DE L'INTERVENTION MÉDICALE

DANS CERTAINS FAITS DÉFÉRÉS AUX TRIBUNAUX

par

LE Dr J. DUMONT

Professeur à l'École de médecine d'Angers; médecin en chef de la prison cellulaire, médecin titulaire de l'École impériale d'arts et métiers; Président de la Section de médecine de la Société académique de Maine et Loire; membre de la Société médico-chirurgicale de Gênes (États-Sardes).

ANGERS

IMPRIMERIE DE COSNIER ET LACHÈSE

13, Chaussée Saint-Pierre

1860

PHYSIOLOGIE DE LA MÉDECINE LÉGALE

> Qualibus in tenebris vitæ. . . .
> Degitur hoc œvi quodcumque est !
> (LUCRÈCE, lib. II, v. 15).
>
> Tout homme est un abyme.
> (VOLTAIRE).

Déjà, dans plusieurs mémoires, nous avons tâché de démontrer, par des observations qui nous sont propres, quel puissant intérêt avaient la justice et l'humanité à s'appuyer sur la médecine pour bien comprendre certaines affections mentales qui troublent, diminuent ou détruisent tout à fait le franc arbitre de l'homme.

Avant de continuer cette étude et de la fortifier par de nouveaux faits, nous avons pensé qu'il n'était peut-être pas inutile d'exposer les principes qui nous ont dirigé dans ce travail que l'on pourrait nommer la physiologie de la médecine légale.

Sans doute, plusieurs des idées que nous allons émettre ici se trouvent déjà jetées çà et là au milieu des observations que renferment nos premiers mémoires ; mais en réunissant, comme en un seul faisceau, ces éléments physiologiques, ils seront une espèce de préambule naturel à tout ce que nous avons écrit et que nous pourrons écrire plus tard sur la nécessité de l'intervention médicale dans certains faits criminels déférés aux tribunaux.

Alors que dépouillant les langes usés et vieillis de son enfance, l'ancienne philosophie s'efforce aujourd'hui de revêtir pour ainsi dire la robe virile, chacun, selon nous, doit apporter son tribut, si faible qu'il soit, à cette régénération humanitaire. — Ce sera notre excuse.

Puisque la médecine appliquée aux affections mentales dans certaines causes criminelles, trouve encore aujourd'hui des contradicteurs même dans les hauts rangs de la magistrature, il est nécessaire que le médecin ne se lasse pas, et, qu'avocat né des faiblesses intellectuelles de l'homme, il dise et répète au juge : Tel individu n'est et ne peut être coupable que dans la limite de son degré d'intelligence, et du développement de son sens moral.

Les préjugés peuvent encore comme autrefois retarder ce triomphe complet de la cause de la raison; mais cette cause ne peut être perdue.

Ce flambeau que Dieu alluma pour éclairer l'homme pendant ce voyage que nous nommons la vie, n'a jeté d'abord que de faibles lueurs ; mais de siècle en siècle, sa puissance lumineuse s'est développée et quand, à l'époque où nous vivons, nous portons un regard rétrospectif sur les temps passés, c'est avec une admiration mêlée d'étonnement que nous contemplons le progrès toujours croissant de la raison humaine, à travers la longue succession des âges.

Sans doute de vieux préjugés luttent encore et longtemps encore la philosophie accusera la marche si lente et si embarrassée de nos progrès. Ne perdons pas courage toutefois ; dans la vie de l'humanité, chaque chose a son heure.

Si en dépit des entraves que le principe d'autorité avait rivées partout autour de la liberté individuelle, celle-ci n'en a pas moins conquis son émancipation, soyons certains que la pensée humaine, ce qu'il y a de plus sacré au monde, sortira un jour radieuse et libre de la tutelle que si longtemps on s'est cru obligé de lui imposer, et brillera dans tout l'éclat de son développement spontané et de son indépendance absolue.

Ce n'est pas une utopie ; le progrès comme Ahasverus a derrière lui une voix qui crie sans cesse : Marche, marche.

A peine un siècle s'est écoulé depuis que des juges instruits et, sans doute, consciencieux, condamnèrent à expirer sur la roue un enfant de 17 ans pour insulte à une procession publique.

Que pense aujourd'hui la magistrature d'un pareil jugement ?

Au commencement du XVIIe siècle, un malheureux boucher était légalement pendu à Paris pour avoir un vendredi étalé en vente de la chair de cheval.

Que pensaient, au milieu du XVIIIe siècle, les juges du chevalier de la Barre, de ce jugement fanatique porté sous le règne du plus clément des rois ?

Eh ! bien, dans cent ans, que diront les juges d'alors de quelques-unes des décisions juridiques prononcées de nos jours ?

Le temps et la raison auront marché et les magistrats du XXe siècle n'excuseront leurs prédécesseurs, qu'en présupposant leur bonne foi et leur ignorance de la vraie nature de l'homme.

Telle est la tyrannie de l'habitude et des préjugés qu'en plein XVIIIe siècle, pour demander que l'on réformât ces stupides et barbares lois, l'avocat général Servan était obligé de procéder par des précautions oratoires. « Hommes sages, s'écriait-il, dites-moi si j'outrage les lois, parce que j'en demande de plus parfaites. »

En 1515 François Ier condamnait à mort les chasseurs endurcis et incorrigibles. Louis XIV modifia ce code draconien; mais croirait-on qu'en 1789, près de 300 ans après François Ier, les galères et le bannissement étaient encore prononcés contre un simple délit de chasse!

Et des gens s'effrayent de ce que l'évolution de la pensée humaine marche trop rapidement!

Si quelque intérêt de caste ne se cachait pas sous ces doléances au moins singulières, on ne pourrait trop s'étonner d'une pareille aberration d'esprit.

Répétons donc avec ce prêtre de la Trappe, le docteur Debreyne: « Sans la physiologie et la médecine il est im-» possible d'arriver à la solution du fameux problème » delphique : Connais-toi toi-même. C'est là véritable-» ment le premier principe de toute philosophie et de » toute morale, ou plutôt sans lui il n'y a ni philosophie » ni morale. »

Si en dehors de la physiologie et de la médecine il n'y a ni philosophie, ni morale, y aurait-il, par hasard, une justice spéciale, isolée de cette double base?

Evidemment non.

L'homme n'est plus cet être abstrait et métaphysique de l'ancienne philosophie. C'est un composé double; c'est la résultante de deux substances agissant simultanément et réciproquement l'une sur l'autre.

Pour faire de la vraie philosophie, il ne suffira donc plus de s'abstraire, de se recueillir, en un mot de s'écouter penser. Non, comme dans toutes les sciences, il faut ici le travail de l'expérience, l'examen des faits physiologiques non seulement appliqués à l'observateur lui-même, mais autant que possible à l'ensemble de l'espèce humaine.

Ne voir dans l'homme que l'âme commandant et se faisant obéir en souveraine, c'est une des erreurs les plus fatales à l'humanité.

En effet, s'il existe des êtres pensants totalement affranchis des liens matériels, et rien ne s'oppose à cette hypothèse, supposons qu'il nous soit donné d'en faire l'histoire intime, personnelle. Cette science des esprits proprement dits, s'appellerait apparemment *Psychologie*. Ce serait, si l'on veut, la science de l'Ange ; mais ce ne sera jamais que par un abus de mots, et en négligeant les faits physiologiques, que l'on donnera à la science de l'homme, à *l'Anthropologie*, le nom trop restreint de *Psychologie*.

Rejetons ce mot qui n'énonce qu'un des éléments du problème et disons avec notre savant religieux :

« C'est la physiologie qui nous donne la clef du cœur » humain et qui nous révèle l'homme tout entier, c'est- » à-dire physique, intellectuel, moral et social. »

La physiologie humaine est donc la vraie science de l'homme, la vraie philosophie, la vraie morale et, d'après cela, que l'on s'étonne si l'on a prétendu que la philosophie ne pouvait être que du domaine de la médecine.

Dans le dernier remaniement des études littéraires, on a rayé la philosophie du cadre officiel des Lycées, la logique seule a obtenu grâce. Nous ne savons quel motif a déterminé le conseil de l'instruction publique dans cette importante radiation ; mais, selon nous, les jeunes gens n'ont pas perdu grand'chose, si tant est qu'ils n'y aient gagné, en n'apprenant plus la psychologie habituellement enseignée dans les écoles.

Quand l'homme, selon la noble expression de Pope, sera devenu la principale étude de l'homme, alors la philosophie renaîtra et deviendra nécessairement la plus essentielle partie de nos programmes scolaires.

On n'attend pas que nous entrions dans des discussions métaphysiques, dont jusqu'ici la stérilité des conséquences a prouvé le vide et le néant.

Nous dirons seulement que l'homme est composé d'instincts et de facultés, de sentiment et de volonté ; personne ne nie cela ; que ces divers éléments ne sont point répartis à l'homme dans une mesure absolue et uniforme, ni balancés dans un équilibre parfait.

Tot capita tot sensus, a dit un vieil adage plein de raison. S'il est vrai, et nous n'en doutons pas, que dans l'homme, toute maladie est une et individuelle, ne touchant à des affections semblables que par des points généraux ; dans l'homme moral, tout acte libre a son individualité qui ne ressemble jamais complétement à l'acte d'un autre individu bien que présentant, en général, quelque chose d'identique.

Il y a donc dans le système anthropologique, ce que d'ailleurs présente partout la nature, variété dans l'unité, et les éléments si variés que chacun peut reconnaître en lui-même, sont la base de toute l'économie humaine.

Ce ne sont point là des rêves de notre esprit, des illusions métaphysiques, mais bien des faits que démontre l'expérience de chaque jour, comme nous le verrons plus tard quand nous descendrons à l'analyse des faits particuliers.

Quand le système de la sensation et de la *table rase* fut clairement analysé par l'abbé de Condillac, chacun étonné de voir clair dans un sujet si obscur, si impénétrable jusqu'alors, admit d'enthousiasme une explication qui ouvrait au public un sanctuaire où n'avaient encore pénétré que les seuls initiés.

Malheureusement la simplicité n'est pas toujours l'indice certain du vrai, et l'on s'aperçut bientôt que le système n'était si facile à saisir, si attrayant de lucidité, qu'en raison des côtés moins lumineux que l'on avait ou dissimulés ou présentés sous un faux jour.

Il ne faut donc point se faire illusion. L'étude de l'homme est complexe, difficultueuse, souvent inextricable. Plus les éléments en sont nombreux, plus il faut éviter d'en oublier quelques-uns.

Mais qui pourra se fier à une analyse exacte des conditions de cet ardu problème, si le médecin spécialiste, dont la vie entière a été consacrée à cette noble étude, hésite encore souvent et ne prononce que d'une voix craintive?

Si une pareille étude est utile à tout le monde, elle est incontestablement indispensable à deux ordres de personnes, les médecins et les magistrats.

Le médecin dont l'art ne peut être qu'empirique, sans la connaissance intime qui unit le physique au moral, sait fort bien que l'étude de l'homme malade conduit à l'appréciation de l'homme sain; que tel vice organique influe puissamment sur le caractère individuel et que, selon l'expression triviale, mais très physiologique de Montaigne, quand le corps a la colique, son voisin ne s'en porte pas mieux.

N'a-t-on pas dit qu'il fallait avant de consulter un ministre, s'assurer si ce jour là, sa digestion était facile?

. . . . Ridendo dicere verum
Quid vetat?

HORACE.

Les magistrats, nous le proclamons avec plaisir, marchent généralement aujourd'hui sur les traces de M. Faustin Hélie et de M. Sacase. Ils ont senti tout ce qu'il y a de vide et d'erroné dans l'œuvre de M. Elias Regnault (*Du degré de compétence des médecins dans l'aliénation mentale.* 1830). Ils ne disent plus, et le mot semblait spirituel, que les médecins voient des fous partout, et que, si on les voulait croire, la justice abdiquerait et les prisons ne seraient plus que des maisons de santé.

Non, au moins dans le ressort de notre Cour impériale,

le magistrat fait volontiers appel à l'expérience et à l'appréciation du médecin dans ces cas assez fréquents où la limite de la raison et de la folie est peu tranchée et presque imperceptible pour quiconque n'a pas fait d'études spéciales et interrogé les fibres les plus cachées du cœur humain. Il y a plus et nous sommes heureux de le dire, nos magistrats acceptent quelquefois des appréciations médicales qu'ils n'ont pas provoquées.

Est-ce à dire néanmoins que les organes de la justice ont désormais dépouillé complétement le vieil homme et abjuré les anciens préjugés? Hélas! il n'en est pas encore ainsi, la science de l'homme a marché et quelques magistrats sont restés stationnaires.

Si les attaques contre la compétence médicale en justice partaient de quelque juriconsulte obscur, le médecin pourrait peut-être les dédaigner, quoique pour lui rien de ce qui regarde l'humanité ne soit indifférent; mais quand la voix éloquente d'un magistrat éminent, parle et s'impose avec l'autorité d'un grand talent, l'homme de l'art, quelque humble qu'il soit, doit se lever pour défendre ce qu'il croit la vérité.

Dans son *Traité des donations entre vifs et des testaments* (1855) au sujet de l'intervention du médecin dans l'aliénation mentale, M. Troplong dit:

« La plus grande partie des médecins sont enclins à se » donner sur ces matières une compétence exclusive. »

Exclusive, c'est peut-être beaucoup dire, mais assurément prépondérante, et qui pourrait leur dénier cette compétence? l'art de connaître l'homme n'est-il pas le résultat d'études spéciales que le magistrat n'a ni faites, ni pu faire? Bossuet n'a-t-il pas dit quelque part, que si l'homme pouvait devenir meilleur, c'est par la médecine qu'il y parviendrait?

« Il y a cependant des médecins qui ont soutenu que

» la monomanie ne rend l'homme incapable qu'en ce qui
» a rapport au côté obsédé de son intelligence. »

Et ces médecins, selon nous, ont eu raison dans quelques circonstances.

Nous avons vu des hommes trembler et n'oser traverser un ruisseau de six pouces ; ne vouloir pas rester debout dix minutes, sur une voie publique, dans la crainte de mourir, et cependant administrant leurs affaires avec une scrupuleuse exactitude et remplissant d'ailleurs toutes les autres fonctions de la vie civile avec la pleine lucidité de leur esprit.

« Le fou dont la démence n'a que des apparences par-
» tielles est aussi bien fou que celui dont la démence est
» absolue. »

Ici le savant jurisconsulte a été trompé par le mot *démence*, inscrit dans la loi. Avec des études spéciales le magistrat saurait que la démence n'est jamais partielle, que c'est l'annihilation de toutes les facultés humaines, et que jamais un médecin n'a prétendu qu'un homme en démence pût jamais faire un acte civil, ni même un acte humain.

« Leur jugement (des médecins) ne saurait toujours
» être le jugement du magistrat ; nos points de vue sont
» bien différents pour conduire au même but. »

Sans doute le but du médecin sera de guérir, celui du magistrat de sauvegarder la liberté de l'individu, mais avant cela, il y a une question préalable : un tel jouit-il, oui ou non, de ses facultés morales? Qui décidera la question? est-ce le magistrat? mais d'après quelles données physiologiques ? nous arrivons donc encore forcément à l'intervention médicale.

« Je ne veux pas que la médecine légale argumente de
» quelques symptômes qui réclament une cure, pour
» transformer une susceptibilité maladive, un trouble su-

» perficiel, en une de ces altérations profondes qui abo-
» lissent la raison. »

Jamais médecin, que nous sachions, n'a transformé *une susceptibilité maladive, un trouble superficiel*, en *une altération profonde qui abolit la raison :* mais comme nous l'avons fait voir dans un travail sur les *Bizarreries de l'esprit humain* (1858), de simples bizarreries, des singularités d'esprit sont quelquefois le point de départ d'une véritable aliénation mentale qui se déclare plus tard.

« Je pense que la médecine légale, malgré ses préten-
» tions, n'a ajouté aucuns progrès sérieux aux doctrines
» reçues dans la jurisprudence et qu'elle ne doit en rien
» les modifier. »

Ce fatalisme qui veut que la science de l'homme n'ait fait aucun progrès depuis d'Aguesseau a quelque chose qui glace l'âme. Nous aimerions autant entendre dire que la jurisprudence du XVIIIe siècle n'a rien gagné depuis 89.

Pour toute réponse à cette assertion, nous renvoyons le lecteur au beau travail de l'honorable M. Sacase, conseiller à la Cour de Toulouse et à l'introduction à un traité sur l'aliénation mentale de M. Henri Brochon. Voir aussi la brochure du docteur Vingtrinier (1852), *Des aliénés dans les prisons et devant la justice*, les travaux du docteur Morel, directeur de Saint-Yon (Seine-Inférieure), et tant d'autres.

Quand le progrès se manifeste de toutes parts, quand l'activité humaine dévore les obstacles et ne dit jamais : C'est assez, à quelle cause peut-on attribuer cette espèce de halte dans l'étude des faits psychologiques et cette répulsion que quelques sommités judiciaires semblent montrer pour les recherches médicales dans le domaine des altérations morales ou intellectuelles ?

Sans doute, il faut compter la difficulté si étroitement inhérente à la nature même de ces investigations physiologiques. En effet, quelle infinie variété de sensations tant internes que venant du dehors n'est pas à tout moment en contact avec tous les côtés de notre âme, pour ainsi dire? et cependant c'est au milieu de ce dédale si compliqué que la volonté de l'homme doit prendre un parti et se déterminer à agir.

Il semblerait, en second lieu, que certains magistrats n'auraient pas vu, sans quelque déplaisir, la médecine se glisser dans la jurisprudence et menacer d'en envahir une partie du terrain.

Enfin, et cette raison n'est pas la moins importante à signaler, on a cru voir la société compromise par ces discussions sur la liberté morale. Tous les criminels ne seront plus bientôt que des fous, se disait-on, et le sentiment de responsabilité devant les tribunaux qui souvent arrête le bras du malfaiteur ne pèsera plus dans la balance et le plateau du crime inclinera de plus en plus et dans une effrayante progression.

Cette peur, toute panique qu'elle est, n'en est pas moins respectable puisqu'elle naît de l'exagération même de l'amour de la société et de l'intérêt du pays.

Les gens du monde, et dans ce nombre nous comprenons même des hommes de loi, s'imaginent que feindre la folie est chose aisée; que le médecin, à cet égard, est facilement dupe de l'imposture.

Eh! bien, la proposition inverse est justement l'expression de la vérité, rien n'est plus difficile que de simuler l'aliénation de quelque espèce qu'elle soit.

Le médecin pourrait, à la rigueur, par inadvertance ou par défaut d'examen, ne pas voir la folie où elle est; mais il lui arrivera bien rarement de la voir où elle n'existe pas.

La raison de cela, c'est que le vrai fou cherche, par des moyens souvent ingénieux, à cacher sa folie, qu'il ne multiplie pas les actes extravagants sans mesure. Il s'observe, au contraire, pour manifester quelques lueurs de bon sens et dérober à l'œil scrutateur les désordres de son esprit.

L'homme qui feint prend son rôle à l'envers; il entasse sottise sur sottise, bizarrerie sur bizarrerie, et par ce manége exagéré rend plus défiant et plus circonspect le médecin qu'il prétend tromper.

Le criminel appelé à rendre compte devant la justice d'un acte nuisible à la société, ne simule guère plus la folie, qu'il n'invoque pour sa défense l'entraînement d'une nécessité aveugle qui lui a forcé la main.

Non, la science médicale ne multipliera pas le nombre des fous, non les hommes de l'art ne verront pas partout des aliénés. Peut-être est-il malheureusement vrai qu'ils ne les voient pas partout où ils sont, les médecins, faute d'initiative, ne pouvant donner leur avis que sur une préalable réquisition.

M. le docteur Vingtrinier, que nous aimons à citer pour son exactitude, en 37 ans a trouvé 16 fous sur 8,500 accusés de crimes, et 248 aliénés sur 34,500 prévenus de délits: 1 sur 630 à peu près dans le premier cas, et 1 sur 140 dans le second.

Ce chiffre, toutefois, n'a pas toute la rigueur possible, car, ainsi que nous venons de le dire, le médecin n'ayant point d'initiative et n'émettant son avis que sur l'invitation du magistrat, il n'est pas douteux, comme on le verra plus loin, que plusieurs accusés sont soumis à l'égalité de la peine devant la loi malgré certaines aberrations intellectuelles ou morales qui naturellement échappent à l'œil de la justice.

Cela suffit, nous le croyons, pour rassurer les plus timorés sur cette invasion de fous que la médecine devait lancer au milieu de la société.

Que répondrait un adversaire de la compétence médicale dans les débats judiciaires, au fait que nous allons exposer?

A l'une des assises de 1859 (Maine et Loire) le nommé X. prévenu de vol est renfermé dans la prison cellulaire d'Angers.

Accusé, quelques années auparavant, de nous ne savons quel délit, X. fait le fou, obtient deux certificats de médecins qui attestent la réalité de l'aliénation et cet homme est acquitté.

Ce succès, bien inattendu sans doute de X., l'engage à essayer le même moyen, dans un cas à peu près analogue.

Dans la prison, il prend une attitude haute et fière, répond avec brusquerie et sans suite, se donne certains mouvements automatiques qui ne varient pas. Cette agitation se suspend dès qu'il se croit seul et loin des regards. D'abord il s'était placé en face du léger pertuis de la porte qui permet de voir dans l'intérieur de la cellule; s'apercevant bientôt qu'il était trop en vue, il se plaça derrière la porte elle-même.

Il mangeait d'ailleurs et dormait comme à l'ordinaire.

Un matin, le trouvant au lit, nous lui disons franchement que nous ne sommes point dupe de sa supercherie, qu'il a tort de s'obstiner et qu'un aveu lui serait bien plus utile aux yeux des magistrats.

Ce moment était grave pour lui et pour nous.

Nous saisîmes aisément un instant d'hésitation. Évidemment il réfléchissait au parti qu'il devait prendre. Sûr vraisemblablement du succès de son stratagème, il recommença à proférer des paroles dénuées de tout sens.

Un magistrat aussi distingué par son savoir que par sa prudence et sa franchise dut voir cet accusé, et convaincu que la folie était véritable, il ajouta, nous a-t-on rapporté,

« Pour le coup on ne dira pas que cet homme n'est pas » fou. »

Nous n'avions, nous médecin de la prison, aucun moyen violent à employer pour contrôler la supercherie; d'ailleurs cela n'entrait pas dans nos attributions. X. conduit dans une maison de santé fut soumis à des douches et à la seconde il avoua que sa folie était feinte et fut condamné à 7 ans de prison.

Dans ce fait de folie simulée deux circonstances sont dignes de remarque.

D'abord l'erreur dans laquelle le magistrat tombait nécessairement, puisque, malgré sa science de jurisconsulte, il ne pouvait démêler ce qu'il y avait de faux dans cette scène très adroitement jouée.

D'ailleurs, au milieu même des débats, l'honorable magistrat eut la courageuse franchise d'avouer qu'il aurait donné dans le piège, sans l'intervention des hommes de l'art.

Mais ensuite que dire de ces deux certificats de médecins qui ont une fois soustrait cet individu à une peine méritée?

Eh! mon Dieu, cela prouve que si des médecins au-dessus de tout soupçon ont pu se tromper, égarer la justice malgré des connaissances physiologiques, à cause seulement de leur peu d'habitude en ces matières, des magistrats à plus forte raison pourront errer si la médecine n'est pas là pour leur prêter son indispensable secours.

L'homme est-il libre? Dans quelle limite se renferme la liberté humaine? est-elle absolue, cette liberté; est-elle relative?

Voilà toute la question de la responsabilité morale de l'homme. Point de liberté, point de responsabilité. Liberté variable et relative, responsabilité qui aussi variera selon les circonstances et les individus. Pénalité par conséquent variable dans des cas qui, avant tout examen moral de l'inculpé, paraîtraient identiques.

L'homme est-il libre? A cette question on peut répondre comme le Vicaire Savoyard à celui qui demanderait : Dieu peut-il faire des miracles? C'est-à-dire que toute réponse serait oiseuse, à moins d'imiter Zénon et de prouver le mouvement en marchant.

La première et la plus forte preuve de la liberté humaine, c'est incontestablement le sentiment intime qu'a l'homme de porter en lui-même cette haute prérogative déniée au reste de la création terrestre. Que répondre en effet, à ce terrible argument de Juvénal?

> . . . . Prima hœc est ultio, quod, se
> Judice, nemo nocens absolvitur.

Tout homme coupable se condamne lui-même au tribunal de sa conscience.

Si l'homme n'est pas libre, pourquoi personne ne pariera-t-il jamais que tel ou tel individu ne fera pas, à un moment donné, cent pas, par exemple, vers un but désigné d'avance?

Cette réflexion très juste est due, si notre mémoire ne nous trompe pas, à M. Charles de Rémusat.

D'ailleurs nous l'avons déjà dit, chacun porte si profondément gravé dans son cœur le sentiment intime de sa liberté morale, qu'il ne lui vient pas même à l'esprit d'alléguer pour sa défense l'entraînement d'une invincible nécessité.

Il y a plus, l'homme qu'une maladie mentale a privé du noble privilége des êtres libres et qui n'obéit plus qu'à un instinct aveugle, revendique souvent cette liberté qu'il a perdue, et, dans ces cas, le médecin est obligé de prendre la défense d'un malheureux aliéné, qui, dans sa folie, s'accuse lui-même.

Combien d'exemples déplorables d'un pareil délire n'a-t-on pas vus pendant plus de trois siècles que régna la sorcellerie?

De malheureuses femmes que l'on avait surveillées pendant leur sommeil, que l'on n'avait pas un instant perdues de vue, n'avouaient-elles pas, à leur réveil, qu'effectivement elles étaient allées au sabbat? et n'était-ce pas d'après ce singulier aveu, qu'on les traînait au bûcher?

Telle était la jurisprudence à cette époque et les juges qui l'appliquaient n'étaient ni de malhonnêtes gens, ni des hommes stupides.

Etre libre, 'est choisir; choisir, c'est se déterminer entre deux ou plusieurs motifs, car dire que l'on peut agir sans motif, c'est proprement une absurdité, ce ne peut être un acte humain.

Mais l'usage de cette liberté, cet examen intérieur qui précède la décision ne sont pas aussi simples que l'enseignait la philosophie scolastique. L'étude des instincts naturels, des facultés tant intellectuelles qu'affectives, du sens moral, des habitudes contractées en naissant, a pu seule donner à la physiologie morale ce degré de certitude ou au moins de probabilité que comporte la science de l'homme hérissée d'ailleurs de tant de difficultés.

De ces dispositions innées dans l'homme, c'est-à-dire qui ne doivent pas leur origine à l'intervention des sens, découle nécessairement une spécialité de caractère, d'esprit, de mœurs dans chaque individu, laquelle, sans doute, peut être, souvent même est influencée par l'éducation, mais certainement n'en est jamais le produit ou le résultat.

On voit par là combien était fausse la théorie de ces philosophes du siècle dernier, qui, faisant du cerveau une *table rase* et regardant l'enfance comme une cire dépourvue de toute empreinte primitive, se flattaient de la modeler à leur gré et de faire jaillir le feu du génie de toute intelligence que l'on soumettrait à leur méthode d'éducation.

Cependant le moindre coup d'œil jeté autour d'eux aurait pu suffire pour leur prouver comment, malgré la similitude des conseils, des soins, des études, se diversifient à l'infini les dispositions natives des enfants.

Dans toute l'échelle des animaux sans excepter l'homme, l'être apparaît au jour avec un cachet spécial qui ne l'abandonne qu'à la mort.

Toute bonne philosophie doit donc partir de ce principe que chacun d'ailleurs avec un peu d'examen trouve en lui-même, à savoir : qu'en dehors de l'exercice des sens et même avant qu'ils entrent en action, une disposition spéciale de l'ordre des instincts ou de celui des facultés, est imprimée de la main de Dieu dans l'organisme humain. Disposition à laquelle l'âme se trouve toujours plus ou moins assujettie par la loi d'union qui régit nos deux substances.

Ces empreintes originelles, et l'expérience le démontre tous les jours, seront le point de départ de la conduite subséquente. L'âge, le temps, le pays, l'éducation, la religion, ensemble ou isolément, pourront en augmenter ou en affaiblir l'énergie, mais au fond, elles sont et demeureront indestructibles.

Cette notion est prise dans la nature. Elle est même devenue banale à force d'être vraie et ce n'est autre chose en langage vulgaire que *cette passion dominante* que la morale nous avertit de combattre sans relâche et sans faiblesse, parce que la racine de ce mal n'est pas implantée seulement dans une habitude factice, mais bien dans le cœur de l'homme et fait partie intégrante de lui-même.

Ce n'est point une abstraction philosophique, car, ainsi que l'a dit d'Alembert : « La philosophie n'est que le mi- » roir de cette vérité et de toutes les autres vérités qu'elle » ne fait que réfléchir. »

Veut-on quelques exemples frappants de la ténacité de l'indestructibilité de ces dispositions primitives ?

Voyez le plus savant, le plus austère, le plus pieux peut-être des Pères de l'Église latine. La nature avait allumé dans le cœur de saint Jérôme un foyer toujours incandescent d'impatience, de colère et d'emportement.

Le sol nu sur lequel il se couchait et qu'il baignait de ses larmes, les jeûnes perpétuels, les macérations sans bornes, les brûlantes prières, même cette trompette terrible du dernier jour qu'il croyait toujours entendre, rien n'y faisait. Un mot, une contradiction excitait sa bile, et soudain elle coulait à flot de sa plume implacable, soit pour venger l'Église d'un adversaire puissant, soit pour flétrir ses ennemis personnels.

Saint Augustin, ce prodige de science, d'érudition et d'humilité ne dit-il pas quelque part : *Crapula non nunquàm surrepit servo tuo, misereberis ut longè fiat a me?*

Sans examiner en quoi consiste bien positivement le défaut dont s'accuse le saint Docteur, toujours est-il qu'il lutte contre une disposition vicieuse qu'il ne peut vaincre et dont il demande à Dieu d'être délivré (1).

(1) On a beaucoup disputé sur la signification du mot *crapula*. Il est évident toutefois qui ne s'agit pas ici d'ivresse complète, car saint Augustin dit au même endroit : *Ebrietas longè est à me*. Nous pensons qu'il faut entendre par ce mot une certaine pesanteur de tête et d'esprit, suite de quelque excès dans le boire et dans le manger.

Le saint Docteur rapporte que Monique, sa mère, avait une propension native pour le vin : ne pourrait-on pas voir dans la faute que déplore Augustin, une de ces prédispositions héréditaires qu'il est difficile de vaincre et même de modifier ?

Le libre arbitre, ou la volonté humaine ne s'exerçant que par la pondération des motifs que la raison doit apprécier avant de se déterminer à l'acte, on voit, tout d'abord, de quel poids pèsera dans la balance de l'âme, un motif appuyé sur une disposition que, pour abréger, nous appellerons innée.

Ce que nous disons des sentiments que la nature a donnés à l'homme dès sa naissance, doit aussi s'entendre, avec quelque réserve toutefois, de certaines habitudes qui, sans être originelles, se sont formées, accrues, fortifiées par un long usage et dont l'origine se confond quelquefois avec le premier développement de la raison.

C'est à bon droit qu'on les a nommées une seconde nature. Le joug qu'elles imposent, bien que souvent volontaire dans le principe, n'en est pas pour cela moins rude et moins difficile à secouer plus tard. Ce qui a fait dire à Virgile.

> Usque adeo in teneris consuescere multum est !
>
> Tant de nos premiers ans l'habitude a de force.
>
> DELILLE.

Sans doute, l'habitude a cela de particulier que l'homme dans les premiers moments, a pu ne la pas contracter et partant ne peut toujours s'appuyer sur elle comme sur un motif excusable ou atténuant dans un acte criminel.

Prenons-y garde néanmoins. Ici l'œil de la justice pourrait être en défaut si le médecin ne le dirigeait pas.

Il est en effet, et cette remarque a bien son importance, il est des habitudes contractées de si bonne heure, avant même l'usage de la raison, que l'examen le plus scrupuleux peut à peine les distinguer d'une disposition native.

Tous les hommes sont égaux devant la loi, donc la justice doit être égale pour tous. Mais en quoi consiste cette égalité ? Apparemment en ce qu'une peine égale soit infligée à des fautes égales. Qu'est-ce qui constitue le crime ou le délit ? Ce n'est pas l'acte physique seul quel qu'il soit, c'est la volonté, le consentement délibéré qui a conduit le bras, par exemple dans un assassinat. Toute la gravité de l'acte, toute la moralité dépend donc du libre arbitre de l'accusé, de sorte que plus il y a de liberté morale plus aussi il y a de vraie culpabilité. Donc, c'est ce degré de libre arbitre qu'il faut examiner avec soin dans un inculpé. Le degré de liberté morale sera donc le plus sûr thermomètre du degré de culpabilité dans l'homme, et faisant allusion aux paroles de Pascal, nous dirons aussi : Innocence en deçà, crime au delà.

Bon sens à tel degré ; folie à tel autre.

Il faut peut-être comme nous, médecin des prisons, suivre pas à pas les condamnés, les voir dans diverses circonstances, en dehors de l'appareil judiciaire, influencés par rien d'extérieur, dans toute la nudité de leur nature primitive ou acquise, pour se faire une idée un peu exacte du degré d'intention criminelle, de perversité raisonnée que certains criminels ont apporté dans ce que la justice a qualifié crime ou délit. Ces cas, sans doute, seront exceptionnels et le plus souvent le magistrat n'aura besoin que de ses yeux pour bien voir, c'est vrai ; mais aussi ne parlons-nous que de certains faits moraux dont l'évidence est enveloppée de quelques nuages.

L'âge même est souvent un élément trompeur d'appréciation : ne sait-on pas que tel enfant, à dix ou douze ans, pense et réfléchit plus sainement quelquefois qu'un jeune homme de seize ou dix-huit ?

Chez la plupart des accusés, les antécédents sont inconnus du juge. Le magistrat ne sait pas davantage quelle est la famille au sein de laquelle les prévenus ont été élevés. Fera-t-on un crime à un malheureux de n'avoir jamais eu sous les yeux que des exemples pervers ou dégradants !

Objecterait-on qu'un pareil examen serait long, très long, entraverait la marche de la justice?

Nous répondons comme nous l'avons déjà fait, qu'il ne s'agit point ici des cas habituels où l'évidence saute aux yeux ; mais bien de ces faits qui offrent quelque chose de louche, pour ainsi dire, et en face desquels la conscience des jurés et des juges ne se sent pas sur un terrain bien assuré et bien solide.

Mais cette étude est impossible — difficile peut-être, impossible non, dans la majorité des cas; — quand l'acte incriminé est prouvé jusqu'à l'évidence et que l'accusé est reconnu publiquement comme doué du sens ordinaire, que veut-on de plus?

Cela s'appelle trancher le nœud gordien; mais c'est tourner la difficulté plutôt que la résoudre. Car la question est précisément de savoir, si ce que le public regarde comme un sens ordinaire, ne serait pas au contraire un sens vicié par un organisme imparfait, ou détérioré par la maladie ou enfin abruti par une éducation dépravée.

Le magistrat ne voit les prévenus qu'en passant, pendant de courtes séances, quelquefois éloignées l'une de l'autre. L'accusé se place, en quelque sorte, sur un théâtre; il prend et soutient un rôle, revêt un caractère d'apparat dont il se dépouille quand il est rentré dans les habitudes de la vie. Rien de plus commun que de voir des prévenus résister à toutes les sollicitations de la justice, nier énergiquement et avec audace les faits dont on les accuse et après quelques jours de séquestration faire au geôlier les aveux les plus complets et cela presque spontanément.

Quelquefois un rusé coquin et un espèce d'idiot paraissent avoir le même degré inférieur d'intelligence quoique le premier s'élève bien au-dessus du sens commun habituel et que le second soit beaucoup au-dessous de cette limite.

Il n'y a guère que le médecin des prisons qui puisse sortir la justice de ces inextricables embarras.

Sortons de ces généralités par un seul fait assez tranché pour qu'il ne puisse y avoir d'équivoque.

Nous avons connu à la prison d'Angers un ancien militaire qu'un appétit exagéré, un besoin incessant d'alimentation avait fait mettre à la réforme. Cet homme jeune encore, d'un caractère doux et paisible, dévorait, c'est le mot, chaque jour une double ration. Cependant, malgré l'ingestion de cette masse alimentaire, l'aiguillon de la faim se faisait toujours sentir à ce malheureux et lui rendait l'existence pénible et douloureuse.

Supposons que cédant à l'instinct presque irrésistible de la faim, ce nouvel Eresychthon eût dérobé le pain de ses camarades. Supposons encore que, près de lui, un autre détenu, n'importe pour quel motif, eût volé l'équivalent du larcin de cet insatiable mangeur.

Tout étant d'ailleurs égal entre eux, même intelligence, même degré de sens moral, pense-t-on qu'une peine égale infligée à ces deux individus eût satisfait aux lois éternelles de la justice? non, sans doute, et cela saute aux yeux de tout le monde.

Nous avons choisi cet exemple parce qu'il est à la portée de tous les esprits; mais pour être moins saisissable, moins tangible, pour ainsi dire, à l'intelligence et à l'œil, combien n'existe-t-il pas dans l'âme humaine de sensations, d'appétits, de sentiments aussi forts, aussi irrésistibles que l'impérieux besoin de la faim.

L'homme n'est pas le maître, on le sait, de son premier mouvement; ce mouvement précède la réflexion et celle-ci n'en peut quelquefois arrêter les conséquences.

Un concours fatal de circonstances, un état particulier de l'âme dans un moment donné, une excitation actuelle due à des causes diverses, peuvent entraîner irrésistiblement la volonté humaine surprise à l'improviste et sans défense contre la tentation.

Comment, en effet, se rendre compte autrement de ces chutes morales si promptes, si brusques chez des personnes que recommandaient d'ailleurs une austère gravité, un honneur jusqu'alors sans tache, une vie, en un mot, qui défiait la censure et même le soupçon ?

Les auteurs ascétiques qui ont le mieux traité de la vie spirituelle, disent, d'une voix unanime, qu'il ne faut qu'un instant de vaine présomption, qu'une résistance presque irréfléchie à la grâce pour entraîner un saint dans une chute honteuse et ternir, par un instant d'oubli, vingt ans de sagesse et de vertus.

L'esprit est prompt, la chair est faible, selon l'Ecriture.

Cette sentence traduite en langage physiologique veut dire : Qu'une émotion soudaine et violente de l'âme bouleverse quelquefois tout l'organisme qui réagit à son tour et que la raison perdant alors son équilibre, l'homme, comme un vaisseau sans gouvernail, flotte, s'affaisse et succombe.

Trouve-t-on ici cette liberté fière et hautaine, toujours sûre d'elle-même, telle que l'avait rêvée un psychologisme de cabinet, lequel, dans ses transcendantes élucubrations, n'avait oublié que de consulter la nature pour tâcher d'en surprendre les secrets?

Répétons-le, le libre arbitre ne s'exerce qu'au milieu et sous l'influence de mille sensations internes et externes, qui tous les jours, à tous les moments, agitent ou tempèrent, attristent ou réjouissent l'âme des hommes. La conduite que l'on tient à cinquante ans est peut-être le résultat de quelques impressions reçues dans la jeunesse, dans l'enfance même.

Il y a plus, un coup porté à la tête, une chute ébranlant le cerveau, une maladie modifiant cet organe, même au berceau, auront peut-être, sur toute la vie d'un individu, une influence malheureuse et quelquefois fatale.

Si l'ébranlement profond du cerveau peut tuer un homme, à un degré moindre, la commotion peut le rendre idiot. Elle peut en faire un fou furieux, ou simplement un être bizarre et fantasque. Le caractère doux deviendra irascible; la suprématie de la raison sera détrônée par la tyrannie des sens; la fougue prendra la place de la réserve, la cruauté de la douceur.

Ce n'est pas chez les gens du monde, riches, savants, industriels que se recrute la tourbe qui peuple nos prisons, non sans doute. C'est à la misère que l'immense majorité des détenus paye ce fatal tribut. La nature aurait-elle pétri d'un autre limon, d'une boue plus abjecte cette foule de malheureux? Y aurait-il parmi les créatures du bon Dieu, une classe privilégiée, et une caste déshéritée? L'Inde, avec sa race de parias, ne serait-elle que l'image de notre humanité? Non, mille fois non. Mieux vaudrait être panthéiste que d'avoir de Dieu libre, intelligent et bon, une si effroyable idée.

Il faut donc chercher ailleurs que dans la nature de l'homme, les causes qui rendent les délits et les crimes plus fréquents dans une catégorie de l'espèce humaine que dans une autre.

Quoiqu'en disent certains philosophes, l'homme à sa naissance n'est essentiellement ni bon ni mauvais.

Il apparaît un jour, avec des propensions qui, bonnes et bien dirigées, en feront un être noble et digne de la main qui l'a formé; mauvaises, au contraire, et non corrigées ou amendées, le conduiront à la honte, au déshonneur, peut-être à l'infamie.

On ne se donne pas l'existence, on est forcé de l'accepter toute faite et avec elle souvent les vices ou les vertus de ses parents.

Tout dépend donc du milieu dans lequel va croître et se développer cette frêle organisation, aux ressorts encore inconnus de laquelle est liée, d'une façon indissoluble, l'évolution intellectuelle et morale. L'homme, on l'a dit avec raison, est dans l'enfant; aussi tous les peuples ont-ils pensé que pour former des hommes, il fallait d'abord s'occuper de former des enfants.

Si la meilleure nature se déprave sous l'action incessante du spectacle du vice pratiqué en famille, le caractère primitivement mauvais y contracte une irrémédiable perversité.

Quelle désolante conclusion à tirer de ces prémisses! N'entrevoit-on pas déjà comment il s'organise, dans nombre de familles du bas peuple, un atelier de dépravation, pour ainsi dire; et comment de malheureux enfants sont initiés de bonne heure, à tous les éléments du vice, avant même, disait un ancien, qu'ils sachent ce que c'est que le mal: *antequam hœc sciant esse mala.*

Nous nous rappelons avoir vu à la prison d'Angers un petit Breton âgé d'environ dix ans et que ses parents avaient théoriquement exercé au larcin.

S'il avait commis un vol avec une ruse et une audace au-dessus de son âge, il obtenait de son père une prime d'encouragement. Ce jeune Spartiate moderne, ainsi rompu à toutes les finesses du vol et de la friponnerie, aura-t-il lutté plus tard, aura-t-il même pu lutter contre l'entraînement d'une éducation si précocement dépravante? Ah! qu'il est bien plus à craindre que ce début si prématuré et si hâtif dans le vice ne lui ait tracé la route qui mène directement au bagne et peut-être à l'échafaud.

Nous avons vu de ces petits êtres dans l'âme desquels jamais une idée morale n'avait été infusée. Ils se pliaient à toutes les exigences de l'immoralité la plus ignoble; formaient déjà de petits complots de brigandage et n'auraient reculé devant aucune tentative de crime pour un faible salaire, quelquefois même pour une simple satisfaction d'amour-propre ou de puérile vanité.

Et l'on s'étonne, après cela, que les prisons regorgent de criminels et l'on dit: Le peuple n'est pas bon. A qui la faute? A l'égoïsme, à l'indifférence qui négligent trop de descendre dans ces bas-fonds de la société.

Quand on se targue de la moralité des classes élevées, et Dieu sait pourtant quelle moralité! fait-on assez loyalement la part des positions respectives? Ne semble-t-il pas que le pauvre et le riche soient des athlètes destinés à lutter ensemble et que le plus faible entre dans la lice, les jambes et les bras liés, tandis que l'autre est revêtu d'une armure d'acier qui le protége sans gêner ses mouvements.

Vaincre un adversaire ainsi dénué de tout moyen de défense, serait-ce par hasard un bien glorieux triomphe?

Plaignons donc ces déplorables victimes d'une nature souvent mauvaise et d'une éducation quelquefois plus mauvaise encore.

Défendra-t-on au médecin des prisons qui tous les jours, a sous les yeux, ce navrant spectacle, d'élever la voix et de faire entendre le cri de détresse de l'humanité?

Que serait chacun de nous, si, jeté dans ces fatales conditions, il n'avait eu que ses forces natives et sa valeur innée pour surmonter ces effrayants obstacles?

Un homme recommandable d'ailleurs par sa conduite et ses talents nous disait un jour: Sans la confession, je serais un scélérat. Il avait étudié son cœur, il sentait frémir en lui les instincts d'une nature viciée, d'une nature qu'il n'avait pas été libre de ne pas accepter et alors, avec une noble franchise, il avouait que c'était à un frein qu'il devait d'être honnête homme.

Mais ce frein ne l'a pas qui veut. Qu'une habitude invétérée le relâche; qu'un vice primitif d'éducation l'ait rompu tout d'abord, qui enchaînera l'impétuosité d'une passion souvent irrésistible?

Des hommes sages, tout en déplorant ce qu'il y a de profondément triste dans ce tableau, craignent d'y arrêter leurs yeux et ne voient que la répression.

Il faut, disent-ils, des exemples qui frappent les regards et par l'effroi du châtiment paralysent la volonté hésitante peut-être du malfaiteur.

Des exemples! Mais nous n'en manquons pas et s'ils avaient toute la valeur qu'on leur attribue, il y a longtemps que le magistrat resterait les bras croisés sur sa chaise curule. Et nous aussi nous en voulons des exemples, car, sans cela, la société serait perdue; mais nous voulons en même temps, qu'ils soient pris parmi des coupables dont les facultés intellectuelles ou morales ne soient pas viciées, c'est-à-dire qui aient la pleine conscience de l'acte criminel qui leur est reproché.

Un homme haut placé dans la hiérarchie sociale nous disait un jour : « Quand un individu a tué, il mérite qu'on » le tue. » Mais si c'est un fou, faudra-t-il l'immoler pour le bon exemple? Autant revenir à cette loi de Moïse qui ordonnait la destruction de l'animal qui avait tué un homme.

Qu'on ne se figure pas toutefois que cette façon d'envisager la peine de mort, soit une idée éclose seulement dans le cerveau du fonctionnaire que nous citons, non et l'on rencontre souvent des gens sensés d'ailleurs, qui dans l'homicide ne voient que l'acte brut, sans jamais remonter au mobile qui a influé sur la volonté du meurtrier.

Il existe, à cet égard, une certaine confusion dans l'esprit de quelques personnes. Qu'il s'agisse de meurtre, de vol, ou d'attentat aux mœurs, n'importe, elles voient d'un côté le péril de la société et de l'autre un individu qui la menace incessamment. Dans cette circonstance, une seule idée se présente à leur esprit, c'est de sauver l'ordre social à tout prix, même au prix d'une tête mal organisée; sans songer, qu'en pareil cas, il suffit d'empêcher cette brute humaine de nuire en la séquestrant et l'éloignant de tout rapport avec les autres hommes.

« Quand sans plainte, sans remords, sans réflexion, un » individu se laisse porter sous l'instrument de mort et » tombe comme l'animal, qui, sans prévoyance et sans » effroi, regarde stupidement le couteau qui va l'égorger, » quel avantage peut-il en résulter pour l'ordre public? » (Voir nos *Considérations sur la peine de mort*, 1856).

Multiplions les exemples dans l'intérêt général, soit, mais sachons distinguer l'espèce de malfaiteurs et ne confondons jamais la perversité inexcusable avec l'absence de sens moral et le défaut de développement intellectuel.

Un châtiment, selon nous, implique deux choses: Exemple pour la société, amendement pour le coupable. C'est ce double but que l'on doit autant que possible se proposer. Il serait bien à désirer que l'un fût toujours le corrélatif de l'autre; mais cela est rendu souvent impossible par la perversité des individus, et il ne reste plus alors que la rigueur nécessaire de la loi.

Nous avons connu des hommes qui de rechute en rechute, sont parvenus avant le milieu de leur carrière, à subir trente condamnations. En les examinant avec l'intérêt qui s'attache tristement à une nature disgraciée, nous avons pu nous convaincre que ces malheureux avaient incontestablement un vice congénial d'organisation.

Ils n'étaient certes pas fous dans le sens absolu du mot; mais on ne pouvait pas dire non plus, que leur intelligence fût parfaitement saine.

Nous nous demandions alors, si en les renfermant dans une maison de santé, on n'eût pas agi dans leur propre intérêt et dans celui de la société.

Cette question, sans doute, est très délicate. On peut appréhender de porter atteinte à la liberté individuelle; mais à nos yeux, la tutelle qu'on leur donnerait vaudrait peut-être mieux que cette vie passée presque tout entière dans les prisons.

Nous ne dirons qu'un mot des récidives dont le nombre s'accroît d'une manière effrayante. Les causes qui y contribuent sont nombreuses et diverses, nous n'avons point à nous en occuper ici. Nous signalerons seulement l'espèce d'aversion que les récidivistes témoignent pour les prisons cellulaires. En général ils s'éloignent des localités où s'élèvent de pareils établissements et s'accommodent beaucoup mieux de la vie commune que leur offrent les prisons ordinaires. J'ai sous les yeux, à la prison cellulaire d'Angers, deux individus, un homme et une femme, ayant habité l'un la prison de Nantes, l'autre celle du Mans: tous deux déplorent douloureusement leur réclusion cellulaire et se promettent bien de n'y pas revenir.

On conçoit d'ailleurs cette horreur de la solitude dans certains hommes qui cherchent toujours à s'étourdir et craignent toujours de se trouver seuls en présence d'eux-mêmes. Une réunion de malfaiteurs leur convient bien mieux; mais ces rapports journaliers ne faisant que nourrir et développer les instincts mauvais, le régime cellulaire, en les supprimant, a certainement, selon nous, coupé une des racines les plus vivaces du mal.

Chose singulière! Croirait-on, pour le dire en passant, qu'il se rencontre encore nombre de gens instruits qui semblent partager, avec les individus que je viens de signaler, l'horreur de la prison cellulaire et qui en demandent la suppression?

Nous espérons prouver plus tard par des faits nombreux, combien cet isolement, restreint dans les limites de durée que comportent les prisons départementales, influe puissamment sur la moralité du détenu et même sur son état sanitaire.

Une autre question encore controversée parmi les médecins, c'est l'influence héréditaire dans les affections mentales. Niée par les uns, affirmée par les autres, elle a besoin, comme toutes les questions médico-légales, de la sanction de l'expérience et de l'appui de nombreuses observations, pour se formuler définitivement en fait physiologique incontestable et dûment établi.

Déjà nous avons, en faveur de cette thèse, rapporté ailleurs quelques faits qui semblent prouver cette fatale corrélation. Et pourquoi, dans les maladies mentales, ne retrouverait-on pas ce qui se voit tous les jours dans les infirmités physiques? Ses goûts, ses instincts, ses vertus ou ses vices ne font-ils pas souvent partie de l'héritage qu'un père transmet à son fils?

Ce côté si intéressant et néanmoins encore peu connu de l'esprit humain ne doit pas être examiné légèrement, quelques mots ne peuvent suffire pour l'élucider; il mérite d'être appuyé par l'observation et nous pensons y consacrer un mémoire à part.

Telles sont les considérations, nous dirions presque tels sont les principes sur lesquels doit s'appuyer la solution de certaines questions médico-légales.

Sans doute le législateur a dû poser une règle inflexible et le juge ne peut, à son gré, la restreindre ou l'étendre.

Mais si le magistrat est forcé d'appliquer rigoureusement la loi, il doit avant tout en saisir l'esprit qui est incontestablement de ne frapper qu'un vrai coupable, c'est-à-dire, celui qui a agi avec une liberté pleine et entière.

Gardons-nous donc bien de considérer tous les hommes qui semblent se conduire uniformément, comme étant, en effet doués du même sens moral, du même degré d'intelligence et de volonté, partant susceptibles toujours, dans un cas semblable, d'encourir la même responsabilité. On ne peut trop s'élever contre un préjugé pareil qui porte une si profonde atteinte aux droits sacrés de l'humanité.

Dans cet aperçu sommaire d'une physiologie médicale, nous croyons avoir entrevu les véritables lois qui régissent la nature humaine si faible, si variable, si ignorante. Bien ignorante, en effet, car si l'homme réfléchissait, il verrait qu'une conduite honnête, une vie sans reproche est encore le meilleur calcul pour arriver au bonheur.

Toutes ces assertions que nous croyons vraies, n'auraient néanmoins, comme tant d'autres notions métaphysiques, qu'une valeur toujours un peu contestable, si elles n'étaient appuyées sur des faits et contrôlées par l'expérience. Aussi le but de notre travail a-t-il été de réunir le plus d'observations possible et recueillies par nous afin de saisir, pour ainsi dire, la nature sur le fait. La science de l'homme, pas plus que toute autre, ne peut se dispenser aujourd'hui du *criterium* de l'observation directe, sous peine de retomber dans ce vague nébuleux où elle a erré pendant tant de siècles.

Sans doute, ces recherches physiologiques dans le domaine moral exigent, pour être fructueuses et suivies, que le médecin soit placé dans une condition spéciale comme une prison, un asile d'aliénés. Aussi invitons-nous nos confrères à ne pas négliger cette mine féconde d'observations, persuadé que nous sommes que de ce foyer seul peut jaillir la lumière qui doit éclairer les replis si obscurs encore du cœur humain.

Que conclure de tout ce que nous venons de dire ? Sinon que l'action du physique sur le moral est puissante et incontestable ; qu'il n'est jamais permis d'en faire abstraction, quand on veut justemeut apprécier un fait moral. Enfin, qu'il est rigoureusement vrai de répéter avec le docteur Debreyne que nous avons déjà cité :

« La physiologie est véritablement le premier principe » de toute philosophie et de toute morale, ou plutôt sans » lui, il n'y a ni philosophie ni morale possible, » ni même de justice, pouvons-nous ajouter.

C'est placé à ce point de vue et pour appuyer cette théorie par des faits que nous avons écrit les mémoires suivants :

I. Considérations physiologiques sur la peine de mort (1856).

II. Réflexions physiologiques sur les attentats aux mœurs portés devant les tribunaux (1858).

III. Des bizarreries, singularités et manies de l'esprit humain, au point de vue de la médecine légale (1859).

IV. De l'hérédité dans les affections mentales.

V. De l'influence de la prison cellulaire sur l'état sanitaire et moral des détenus.

Ces deux derniers mémoires n'ont pas encore paru.

Dr J. DUMONT.

(Extrait des Mémoires de la Société académique d'Angers, 7e volume).

Angers, Imp. Cosnier et Lachèse.

OUVRAGES DU MÊME AUTEUR.

VIE DE Mgr MONTAULT-DESILLES

ÉVÊQUE D'ANGERS.

1 volume in-8° — 1842.

CONSIDÉRATIONS PHYSIOLOGIQUES ET MORALES SUR LA PEINE DE MORT

1856, in-8°, br.

DISCOURS

prononcé à la rentrée des Écoles de médecine et d'enseignement supérieur

1857, in-8°, br.

GILLES MÉNAGE CONSIDÉRÉ COMME POETE

1857, in-8°, br.

RÉFLEXIONS PHYSIOLOGIQUES

SUR

LES ATTENTATS AUX MŒURS

PORTÉS DEVANT LES TRIBUNAUX

1858, in-8°, br.

DES BIZARRERIES, SINGULARITÉS ET MANIES

DE L'ESPRIT HUMAIN

AU POINT DE VUE DE LA MÉDECINE LÉGALE.

1858, in-8°, br.

ANALYSE D'UN OUVRAGE DE THOMAS BROWNE,

médecin anglais,

INTITULÉ :

RELIGIO MÉDICI (LA RELIGION D'UN MÉDECIN)

1859, in-8°, br.

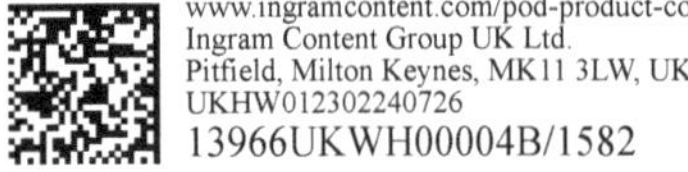

www.ingramcontent.com/pod-product-compliance
Ingram Content Group UK Ltd.
Pitfield, Milton Keynes, MK11 3LW, UK
UKHW012302240726
13966UKWH00004B/1582

9 782013 619356